漢方理論を応用した
足の裏ツボ療法

織田　啓成

たにぐち書店

JN118101

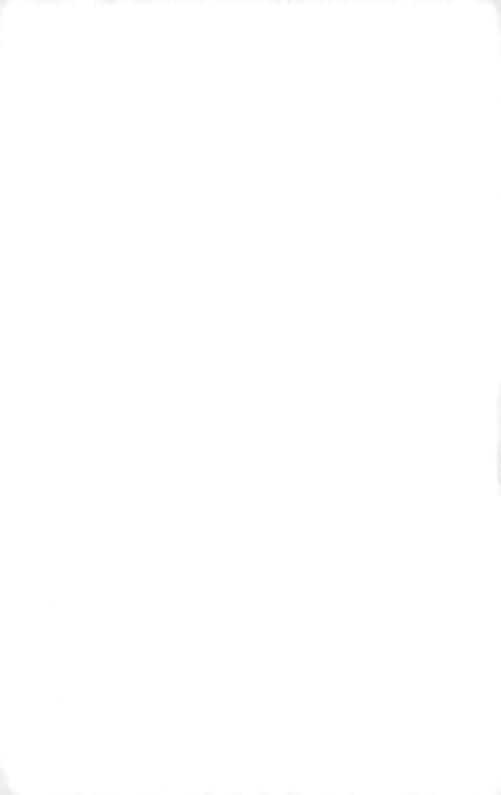

目　次

序文・医療の現実

1．西洋医療の特徴

　現代医療は、現代医学にもとづいて行われる医療行為です。それはそれで大切な医療的役割をもっているのは事実ですが、言うなれば広い医療の中の一分野に過ぎません。そして今日の現代医療は、現実には病気を根本的に「治す」というより、悪い部分をむしろ修理する、つまり「直す」ことに特徴があると言えます。それは次のことからも言えます。

1）自然が征服できるという考え方が根底にある現代医療

　今日の医療の権威であり、主流を占めている現代医療は西洋医学に、そしてそれは近代西洋科学にもとづいていますが、言い換えれば、１７・１８世紀のルネッサンス期におけるその近代西洋科学思想を根底にもっていることになります。つまり、当時、活躍したデカルトやニュートン等の言葉にありますように、「人間の理性をもってすれば、自然を征服できる」という自然征服説がしっかり根をはっているということです。人間の知恵で自然は征服できるんだ、という思想が根底にあるのです。

　具体的な例をあげてみますと、血圧や熱を「下がる」ようにするのでなく「下げる」ということ、下痢すれば下痢が「止まるようにする」というより下痢を「止める」こと、湿疹ができたら薬を塗って引っ込めてしまう、ガンができたら切り取る、遺伝子を組み替えてしまうというような医療内容がそれを証明しています。これらの治療行為は、まさに病気や症状という自然現象を人間の理性で"征服"しようとする現実の姿と言えます。

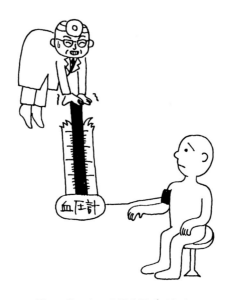

図1　私の力で血圧を下げてやる～。

２）メカニズムの追求

　近代西洋科学の自然現象の解明方法は、まさにコンピューターに象徴されます。つまり０と１の関係、あるいはプラスかマイナスかで、この自然界の現象を解明しようとするものです。その結果、それは「なぜそうなのか」という自然現象への問いかけに対し、当然分析的、つまりいろいろな現象を細かく部分に分けていくことになり、それぞれの細かい部分のメカニズムを追求していくことになります。そしていろいろな現象をすべて機械論的にとらえていくことになります。これはこれで"一つの学問体系"として価値はあると思います。しかも、論理的であるが故に、多くの人々に理解されやすいという特徴があることは確かです。

　現代医学、そしてそれに基づく現代医療の治療方針は、まさ

にこのような考え方に支えられています。その結果、病を追求する場合に、病の病巣局所のメカニズムを追うことになります。病巣のメカニズムを追求し、そのメカニズムに対して治療を施す。すなわち、現代医学に基づく検査データーや各機器の診断で異常箇所をさがし出し、その疾患のメカニズムを解明、そこから病名を決定し治療する。これが現代医療の治療方法の特徴といえます。

　たとえば、アレルギーに関しては、免疫の面から病気のメカニズムはずいぶん究明されています。しかし、治療法はというと、メカニズムに働きかける薬剤はあっても決して"完治"させるまでには至っていませんし、実際には単なる処置、対症療法に終始していると言うのが現実です。病のメカニズムは解明されても"治る"ということが見られないのはなぜでしょうか。

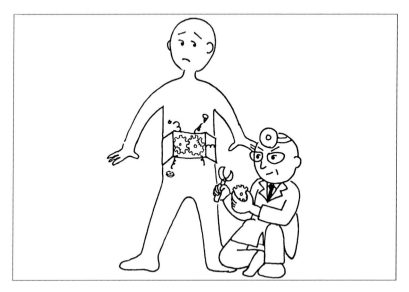

図2　ウーンなぜこうなったのかはわからないけど
　　　とりあえずこの部品交換しておけばいいだろう

3）「治す」と「直す」のちがい

　現実には解明できていないメカニズムは、まだまだたくさんあることは確かです。人間の理性や知性ぐらいでは、自然の英知を探ることは難しい面が多々あるのではという感じがします。この点で、医療権威者はもっと謙虚であってもいいのではないでしょうか。

　つまり、疾病も自然というシステムの中の一環なのです。病巣局所のメカニズムがわかったとして、その局所に治療を施すことは、まさに人間の理性をもって病という自然のメカニズムのくるいを修理しようという局所にとらわれた自然征服的行為であるということです。

　さらに言い換えると、病という自然の乱れを人間の力で、理性で征服できるという近代西洋科学思想の実践の姿が如実に見られます。この意味で西洋医学は理性の医学ともいえるわけですが、メカニズムのくるいに働きかけることは「下げる」「切り取る」「引っ込める」「組み替える」という対症治療にどうしても終始してしまうことになります。これが私の言う「治す」というより「直す」ことに特徴があるということなのです。これを「治している」ことと間違えてはいけないという事です。人間に与えられた考える力、つまり理性をもって努力することは大切ですが、その理性によってもっと自然を理解し、謙虚になるべきではないかということなのです。

２．"治る"ための条件を与えよう
１）患部は全体の歪みからくるしわ寄せ現象

　人間のからだは無数の細胞から形成されています。それらが集まって組織を形成し、器官を造って相互に働きあい、共同作業して生命全体を維持しています。また、個体をつくり出す

（生殖機能）ことができることから、自己組織化能力をもつ自律的有機体ともいえる存在でもあります。

　人体は単に機械的に連動しあって無機的に作動しているというより、精神的にも肉体的にも相互に関連しながら、さまざまな変化に対して自律的に対応している存在です。

　そこで、このような観点から「病」というものを考える時、現代医療が治療の対象とする「局所のメカニズムのくるい」、つまり、「病」をその局所の問題としてのみとらえることは、「病を治す」という目的からいって、果たして妥当といえるでしょうか。

　アトピー性皮膚炎のような皮膚疾患に対するステロイド剤の長期連用、魚の目があれば角質を溶かしたり、焼き切るという局所治療、白内障はレンズを取り替える、ガンがあれば切除するなど。最近ではガンはアポトーシス（細胞の自然死）の異常という考えから、アポトーシスを正常化するような薬剤や技術が追求されているほどです。また、悪い遺伝子があれば遺伝子組み替えをするなど、これらはすべて局所への操作です。

　これらの疾患が局所に発生したり、生体のシステムが局所的に異常を起こすのも、はたしてその局所だけの問題なのでしょうか。人間のからだが、精神的、肉体的に相互に連動しあっている存在と考えるなら、これら局所の問題ももっとからだ全体の歪みからくるシワ寄せとして起こっていると考えられないでしょうか。

　自然治癒力ということを口にはしますが、この生命力に対して我々はもっと謙虚であるべきではないかと思います。

　体表に噴き出てきた皮膚疾患にしても、また痔や水虫にしても、それはからだに致命的な傷害を与えないための回避現象であるという見方もできます。病気がそれ以上進行しないように、

局所でとどめているという自然治癒力、からだの防衛反応という生命力の現れの結果であると言えます。痛風やリウマチにしても、まず生命と関わりの遠い末端から起こるのはなぜでしょうか。

　つまり、局所のメカニズムのくるいは、外部的にも内部的にもからだ全体の歪みからくるしわ寄せとして現れてくる、一つの現象に過ぎないということです。

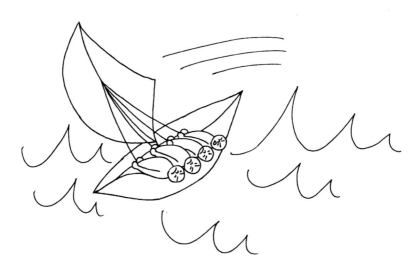

図3　体は生命を保とうとつらくとも頑張っているのだ

2）からだ全体を元気にすることで病気は必要なくなる

　皮膚疾患、魚の目、白内障、ガン、その他の現代医療で難病といわれるものの中でも、体質の改善を試みることで、改善し治っていくことは日常よく経験することです。

　"治る"、"健康になる"には、まず、外部的にも、内部的にもからだ全体の歪みを正すことです。その結果、私たちにとっ

て、最も有効な「薬」とも言える食べ物の栄養素が十分からだ
をめぐり、その力を発揮することができます。そうしてこそ
"治る""健康になる"という至福が得られるものです。このこ
とは、細胞一つ一つが元気になり、からだ全体が元気となって
いく。そうすれば病気などは必要なくなるということです。こ
れが本当の意味で「治る」ということではないでしょうか。

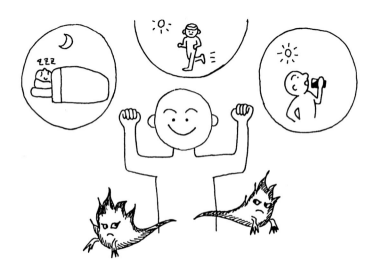

図4　生活を正して体全体が元気になれば病気は必要なくなる

3）日頃からからだを調整することは大切

　そのからだの歪みを外部的に調整する、一つの簡単な方法が
あります。それが今回ここにご紹介する、漢方医学の理論に基
づく"足の裏の反射区"を用いた調整法です。

　毎日の生活で、私たちのからだは疲労を蓄積しています。疲
労の蓄積は、からだの内外に歪みをもたらします。外部的には、

筋肉の局所的な緊張や弛緩のアンバランス、そして骨の歪みです。特に脊椎の歪みは顕著に現れます。そして、さらに内臓にも影響を与え、その反対に内臓の疲労も外部に投影されてきます。

　内部的（内臓）に疲労をもたらすものは、睡眠不足や栄養不足をはじめとして、生き甲斐がない、運動不足なども含まれます。そのようなとき、外部に現れた歪みを調整することで、内臓の疲労を回復させることができるのです。

　疲労を蓄積させないためには、その日の疲れは、その日の内に除くようにすることが大切です。疲労を取り除く方法はいくつかありますが、ここでは漢方医学の考え方に基づく足の裏の反射区療法をおすすめします。この療法は、"治るための""健康となるための"条件をからだに与えることができるものなのです。

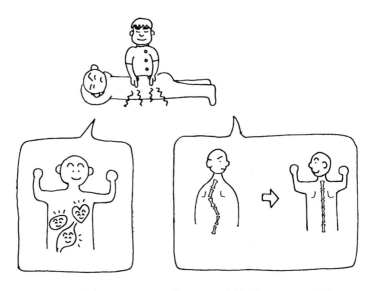

図5　健康となるための、治るための条件を与えることが大切

　私たちは、自分の健康に無関心であってはいけません。自分の健康に対して関心をもつことは自分に対する責任でもあります。と言っても、専門家になる必要はなく、広く浅くでもいろいろ学ぶことで健康の本質を見極めましょう。専門家は、ややもするとその道を見失いがちです。健康に対する本質を認識し、ときには専門家の目を覚ましてあげましょう。

漢方理論と足裏反射区

はじめに

●足の裏のツボは全身と直結している

　足の裏をマッサージしたり、揉んだりなどの刺激を与えると気持ちのよいものです。今や足の裏のマッサージは、流行になりつつあります。足の裏には肝臓や腎臓などの内臓や、目や鼻などの器官につながる反射区（関連区）といういわゆるツボがたくさんあります。足の裏のツボに刺激を与えると、内臓や諸器官に反射して、血液循環をよくし、また神経に適度な興奮や鎮静が起こって、活性化し元気づくのです。

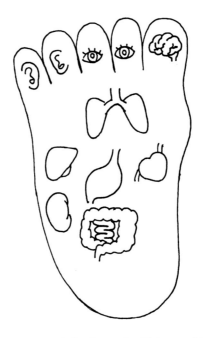

図6　足の裏には全身の臓腑器官と関連する反射区がある

●ツボ刺激が多過ぎるとからだが迷ってしまう

　足の裏の治療を専門家に頼れる人はよいのですが、なかなか時間の関係などからかかることのできない人、また緊急に自分で何かできないかという時には、どうしたらよいでしょう。

　はじめての場合は、足の裏のどこに刺激を与えたらよいのかがわかりません。全部を揉んだり、叩いたりしがちです。その上、刺激を与える方法もわからないでしょう。反射区にうまく当たらないと、さほど効果が見られないこともあります。あちらこちらと、あまりたくさんの場所にむやみに刺激を与えると、刺激が分散してしまい、それぞれの効果を薄れさせてしまうばかりか、ドーゼ・オーバー（治療量過多）と言って、刺激の与え過ぎでかえってからだに負担をかけてしまうことすらあります。あまりあちこちにたくさん刺激を与えると、からだはどの刺激を選んでよいのか、どこを優先してよいのか迷ってしまうわけです。

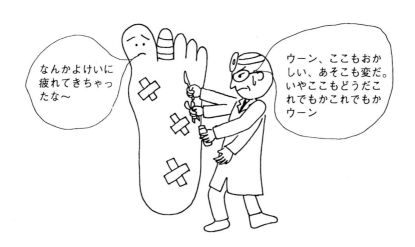

図7　出たとこ勝負であちこちやられても疲れるばかりなんだけどなー

　足の裏の反射区を用いて体調を調えると一口に言っても、足の裏にはいろいろな反射区があり、よっぽど慣れないと迷うばかりです。また、反射区それぞれを覚えるのも大変です。最も能率的な方法は、それらを体系的にまとめることによって、系統的に用いることでしょう。

●対症療法でなく根本から元気づけよう

　また反射区の図を見て、目や鼻、肩、腰と個々に刺激を与えても、それは単なる対症療法で終わってしまい、根本的な治療になりません。なぜなら、それら末端に起こる症状や病気には、その箇所が病むに至ったもっと根本的な原因があると、漢方医学では考えるからです。

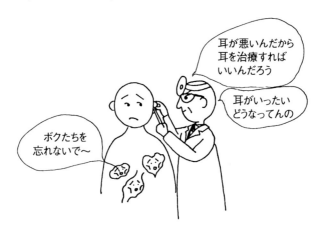

図8　ボクたちを忘れて耳をいじっても耳は治らないんだけどなー

　その上、目や鼻、関節など訴える症状がさまざまな場合には、どうしてもその部分だけを考えがちで、訴える症状に従って、どこもかしこも刺激することになってしまいます。すると、先

に述べたように治癒力が分散してしまい、効果がうまく得られなかったり、ドーゼ・オーバー（治療量過多）でからだへの負担も大きくなることがあります。

●足の裏のツボを整理して用いてみよう

　足の裏の反射区を効果的かつ能率的に用いるためには、足の裏のツボ（反射区）に関する漢方理論の適応について説明する必要があります。本書では、その考え方を簡単に述べ、家庭でできる方法を記載しました。

　さらに詳しいことを知りたい方は、『漢方医学概論』『経絡相関論』『健康のメカニズム』『大往生するための健康読本』『漢方理論適応足の裏反射区』をご覧くだされば幸いに思います。

第一章　漢方医学の考え方

●小さい部分に全体がある

　漢方医学には「小は大を反映する」という考え方があります。つまり、耳や手、顔などの小さい部分に、肝臓や腎臓、心臓などのいろいろな臓腑や目や鼻、関節などの組織器官とつながるツボ（反射区）があるというのです。もっと極端にいいますと、細胞一つでさえも、全身の組織器官と関連しているというのが、漢方医学の考え方です。それは漢方医学の基本には陰陽・五行論という理論があるからです。陰陽・五行論では人体をひとつの宇宙と考え、自然界と深い関連があると考えています。さらに詳しくは私の『漢方医学概論』に述べました。

●すべて五臓六腑に帰着させてとらえていく

　「人体は五臓六腑を中心として、あらゆる組織器官がその生理機能を営んでいる」という考え方、捕らえ方が漢方医学の特徴です。つまり、目や鼻、耳、皮膚、筋肉、骨、血液、脳などの組織器官、そして精神・感情にいたるまで、五臓六腑を中心として、生理機能が遂行されているということです。そして、その五臓六腑と末端、末梢の組織器官とを結びつけているのが、漢方医学特有の"経絡"で、経絡の機能を担っているのが"気""血""水"です。したがって、これら組織器官の働きに気、血、水の過不足が起こりますと、全体的なバランスの乱れが起こり、さまざまな症状が現れます。

　からだのどこかに症状が現れた場合は、まず五臓六腑の内どれに原因があるのかを考えます。これも漢方医学の考え方の特徴です。

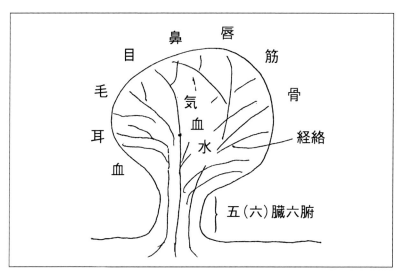

図9 五（六）臓六腑を中心にあらゆる組織器官がその生理機能を営む

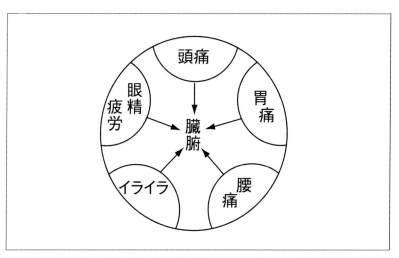

図10 あらゆる症状を五（六）臓六腑に帰着させる

腱鞘炎にしても皮膚病にしても、すべてその原因を五（六）

臓六腑に帰着させてとらえていきます。たとえば、右手首の小指側が腱鞘炎で痛むとします。よくこの部分を湿布したり、痛み止めを塗ったりしますが、それは感心しません。自然に反するのです。詳細は私の著書『大往生のための健康読本』をお読みください。この部分の腱鞘炎は、一般に肝臓の負担からきます。肝臓に関係する経穴、あるいは足や手の反射区で肝臓部を刺激してみてください。その場で痛みが緩和あるいは消失するのがわかります。

　次に述べますが、極端なことを言いますと、ケガすら内臓と関係するといえるのです（15頁参照）。内臓が病気にならないように、悲鳴を上げて関連する部分に痛みを起こして訴えているのです。患部はいじらないで、そのもとを調整することで症状を除くようにすることが大切で、患部の症状は、内臓の悲鳴のバロメーターとしておくとよいでしょう。

●末端の症状はバロメーターとしておく

　くどいようですが、とても大切なことなので、もう少し詳細に述べます。

　私たちは日頃、自然治癒力とか、生命力を重んじるとよく言いますが、現実の治療行為を見ていると、それらの言動に疑問を感じることがあります。

　イボや魚の目、タコ、あるいは皮膚病や関節炎の場合、西洋医療では切除、薬剤を塗る、鎮痛消炎剤などで痛みや炎症を除く、分泌物を止めるといった治療を行います。そして、その症状が消えれば治ったとします。序文でやや詳しく述べたので詳述は避けますが、このような治療法は、「人間の理性で自然を征服できる」と主張する近代西洋科学思想、そしてそれを基盤とする現代医療の征服的な治療行為であると言わざるを得ませ

ん。どうしても自然治癒力や生命力を尊重しているとは思えないのです。

　"形あるものは崩れる"という正のエントロピー。これを"崩れないように保とうとする"それが生命力であり、また自然治癒力ではないでしょうか。ということは、からだは生命を保とうとして仕方がなく病気という形をとらざるをえないということを、序文でも述べました。

　ですから、イボや魚の目、タコ、あるいは皮膚病や関節炎など、一般に体表に出てくる症状は疲れ、歪み、また蝕まれたからだを正常に持っていこうとして、あるいは保とうとして、その代償として体表に出しているのです。

　「一病長命、無病短命」という格言がありますが、無理な生活をしていて、どこも何ともないという人に限って、突然倒れたりするではありませんか。ところが、年中あっちが痛い、こっちが痛いと言っている人は、意外と長生きする人が多いようです。生命力や自然治癒力があればこそ、からだは疲れや歪み、蝕みによる生命への影響を避けようとして、支えたり正常化しようとして反応を起こしているわけです。

　また、健康な人ほど寝相が悪いと言います。これも、寝ている時にあっちこっちにからだを捻りながら、背骨の歪みなどを矯正していると見てよいでしょう。

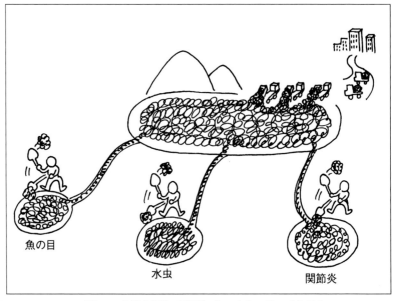

図11　末端の現象（症状）をいくらいじってもだめ
本の方を改善しなくては

　したがって、漢方治療や健康食品などで体質を正常化したり、強化しようとしている人が、からだの中から健康に向かっていく時、突然、イボや魚の目、タコ、あるいは皮膚病になったり、関節炎などが起こることがあります。これを悪くなったと勘違いして処置してしまいがちですが、それは間違いです。自然治癒力や生命力の自然な現れなのです。

　イボや魚の目、皮膚病、関節炎などからだの末端に出る疾患は、内臓が病気にならないようにと、生命と関わりの近い中枢を守るために、その代償として症状を出していると考えます。このような場合には、ほとんど内臓の症状は出ていません。

　関節リウマチや痛風がよい例です。まず生命と関わりの遠い末端から、仕方がなくからだは犠牲にしていきます。これを根

本的な治療をせず、対症療法だけで済ませていますと、次第に生命と関わりの近い方へと進行していきます。ですから、末端の症状をバロメーターとして、その原因である臓器から改善していくことが大切です。

原因を求めるにあたっては、漢方医学の考え方、捉え方から五（六）臓六腑に求めていくと、臨床上、非常に有効です。

症状が末端に出ない場合は、内臓の症状を如実に訴えます。つまり、内臓の症状が直接現れている場合には、末端の方の症状は案外ないのです。たとえば胃が痛む、吐き気がする、食欲がない、消化不良を起こしやすいなど、胃の症状のある時には、胃と関連する末端には症状は現れません。

これまでの臨床経験では、からだの中から改善を図っていくと、突然、ケガをすることがあります。そのケガの場所をよく考察しますと、漢方医学的に見て問題の内臓と関連していることがほとんどです。捻挫を起こす、あるいは調理していてウッカリ包丁で切ってしまったとか、何かにぶつけたなどケガの仕方はさまざまです。しかし、不思議なことに、それ以後、胃の訴えがなくなったなど、内臓に関連する症状が改善することが多くあります。反対に、治療や養生を特別しないのに、突然、水虫が消えてしまったとか、魚の目がとれてしまったという時には、関連する臓器の症状が直接出てくるか、あるいは何かが始まったと見てよいようです。

●刺激点が多すぎると自然治癒力が分散してしまう

前の方の説明で、漢方医学の「小は大を反映する」という言葉の意味がだいたいおわかりになったと思います。そこで、本書ではその"大を反映する""小"の部分として足の裏を取り上げてみました。

　足の裏の反射区を用いて体調を調えると一口に言っても、足の裏にはいろいろな反射区があり、内臓諸器官との関連場所を覚えるのは専門家でない限り大変です。また、反射区の図を見て単純に目や鼻など諸器官個々に刺激を与えても、それは単なる対症療法に終始してしまい、根本的な治療にはなりません。そのような場合どのようなことが結果として考えられるか、それは上述したとおりです。

　また、訴える症状がいろいろある場合には、どこもかしこも刺激しがちになります。すると刺激の分散ばかりでなく、自然治癒力までも分散され、効果が薄れてしまいます。実際は、刺激する場所は少ないほど効き目がよいのです。

　これは漢方薬でも言えることで、漢方処方では一般に数種類の生薬が用いられていますが、数多く入っているほど個々の生薬の薬効や強さが緩和され、効き目は鈍くなります。このような漢方薬は、慢性病などで長期に服用する場合に用いられます。急性症のように早く効き目を出したい時には少ない生薬で処方されます。食べ物でも同じで、どんな食べ物でもなんらかの薬理作用を持つため、単一の食べ物をいつも食べていると、なんらかの薬理的な影響をからだに与えます。そのため、食べ物は多種類を少量ずつ食べるほうが好ましいのです。

　話はもどりますが、あちこちに刺激を与え過ぎることは、前述したようにドーゼ・オーバーを招き、痩せ馬にムチを当てて働かせようとするのと同じです。かえって、自然治癒力に負担をかけ、体力を消耗させてしまいます。

　刺激場所が少ないほど、刺激が集中的に作用しやすく、自然治癒力がそこを中心に高まり、自分の力で全体を調えようとする力が出てきます。あまり余分なところに刺激を与えると、いわゆる過保護状態に陥り、余分な刺激を与えなくては、からだ

が反応しないようになってしまいます。自分で調和をとって、健康に持っていこうとする力が低下してしまうのです。

よく按摩、マッサージが習慣になるというのはこれです。ただし、よく勉強された上手な施術者にかかった場合は別です。ようするに、からだを調えるにあたって大切なことは、刺激を与えるポイントが重要で、"Simple is the best. (単純さが最善)"なのです。つまり、数ある刺激点を整理、単純化することです。

ある着物教室の先生が、着物をたたむ時はある所を引くと一変に全体が整ってしまうと言っていました。これと同様に、刺激点を数少なく絞っていくことは、からだに余計なエネルギーの消耗を与えず、しかも自然治癒力を有効に高め活性化することになります。すると、自ら全体が調い、健康に向けて動いていくというわけです。

●漢方理論の応用で治癒効率を高める

単純化するにあたり、漢方理論を適応させることで、複雑な足の裏の反射区の使用範囲を一定に限ることができます。それは陰陽五行学説から導かれる「五(六)臓六腑を中心としてあらゆる組織器官がその生理機能を営む」という結論の応用です。

その結果足の裏には目や鼻、腕や足などの反射区がいろいろありますが、それぞれの訴えに対して、訴えの反射区を一つ一つ用いる必要はなくなってきます。たとえば、目に訴えのある場合、目の反射区に刺激を与えるような療法とは違ってきます。個々の訴えに対して、それぞれの反射区を刺激することは、煩雑になるほか、ドーゼ・オーバーや治癒力の分散などでかえって体に負担をかけますし、効き目も落ちるということになります。また、これでは対症療法に過ぎません。内臓が病気にならないように、まず生命と関わりの遠い末端組織に、代償として

仕方がなく症状を出しているわけですから、これを根本的に治療せず、対症療法だけで済ませていますと、本当に治すべきその原因を見逃すことになります。そればかりでなく、生命と関わり近い方へと、病気を進行させてしまう恐れさえあります。末端の症状は、内臓のバロメーターとしておけばよいのです。

●症状を五（六）臓六腑に求める

　軽い急性の症状の場合は、相当する内臓の関連区への刺激だけで、その場で症状は改善してしまいます。次にその一部の例を上げてみましょう。

　○肺区で改善した親指の弾撥指

　手の親指が伸ばそうとしても伸びず、強く伸ばそうとすると何かに突っかかっていたかのようにポックンと伸びる弾撥指というのがあります。55歳の女性で、この弾撥指を訴えている人がいました。整形外科では切開をすすめ、針灸治療院では親指にお灸を施すことを進められました。親指は肺の経絡が通っていて、肺と関係がある部位です。そこで、足の肺の反射区を指で押さえたところ、症状は消えてしまいました。離すとすぐに戻ってしまいますが、約1分ほど刺激したところ、そのまま改善してしまいました。数日して再発したそうですが、もう一度、自分で肺の反射区を刺激したら、以後、二度と起こらなくなったそうです。

　○腎臓区の刺激で改善した首の寝違い

　38歳の女性が寝違いを起こしました。特に首を前のほうに倒せません。後に出て来ますが、これは泌尿器系が原因と判断しました。普段、泌尿器系に疲れがたまり、負担がかかっており、関連する筋肉が固くなっていたために、寝違いになってしまったわけです。

　この寝違いの場合は、足の腎臓の反射区を刺激棒で圧すると痛みが軽減します。そこで１～２分ほど刺激をしましたら、痛みはほとんどなくなりました。しかし、今度は別の方に首を傾けさせると痛むので、それに相当する内臓の反射区を刺激しました。この方は、１回の来院でスッカリ症状が改善してしまいました。次の日に多少痛みが出ましたが、次第に改善されていったようです。

　○掌丘部の腫れと痒みが肺区で改善

　30代の女性で、手のひらの掌丘部が腫れて痒くてしょうがないと訴えてきた方です。肩凝りで整形外科に行ったところ、骨が少しずれているというので、筋肉を緩める薬と痛み止め、胃が悪くならないように胃薬をくれたそうです。この薬を服用したところ、掌丘部が腫れて痒くなってしまったというのです。

　この部分は肺と関係があります。この女性は、生来、喘息持ちで、肺がもともと弱かったのです。足の肺区を30秒ほど刺激すると、「あら、痒みがだんだん少なくなってきた」と喜びの声をあげました。10分もすると、腫れもスッカリではありませんが、だいぶ軽快してきました。

　以上のように、その症状を訴える場所と直接関連する反射区を刺激するよりも、原因から改善していくことが大切です。漢方医学の考え方、捉え方から、五（六）臓六腑に原因を求めていくと、臨床上非常に有効であることがわかります。

●五（六）臓六腑の足の裏の反射区を覚えよう

　足の裏の反射区を応用したり、覚えるためには、まずはじめに五（六）臓六腑の場所をハッキリと認識しておきましょう。その他の細かい部分は特別覚える必要もなく、また意識する必

要はないのですが、覚えられる人は覚えておくのはかまいません。また、根本的な五（六）臓六腑の反射区を刺激した後でしたら、個々の訴える反射区を刺激するのは一向に差し支えありません。とにかく五（六）臓六腑の反射区をシッカリと認識し、刺激すれば、ほとんどの症状は解決がつくはずです。

　〇眼精疲労が卵巣区で改善
　60歳代の女性が、左目が圧迫されるようで重く、上目蓋も下がってきて腫れた感じがすると訴えてきました。疲れるとよけいに症状が激しくなり、最近では目脂が出るようになってきたと言います。その方は、医者不信で眼科医は敬遠していました。ところで目といえば卵巣に関係している部位です。そこで卵巣に問題はないかと尋ねたところ、どちらかを切除していると言います。後述する首の運動検査をしてみると、循環器・婦人科系のが弱いようでした。腹部を診ると、盲腸の手術後が癒着しているのがわかりました。
　そこでまず、卵巣区を刺激しました。それだけで、目の症状がスッカリよくなったと本人は喜んでいました。次に癒着を和らげるべく、大腸区を応用して盲腸跡に固さがあったのを緩めました。首まで軽くなり、改めて内臓から改善していくことの大切さを認識したようでした。
　というのも、この方は橋本病の診断を受けており、ホルモン療法をしていました。しかし、体質は低下するばかりで医者不信に陥り、すっかり現代医療と手を切り、数年前から漢方治療を当院で受けていました。すると、徐々に体質的な変化があり、どんどん体表に症状が現れてきていました。つまり、昔の卵巣の病気や手術の後遺症という内部に潜んでいた病巣が、改善しようという治癒力の働きで体表に症状が出てきたわけです。そ

のため、症状の緩和も早かったわけです。

〇手首の腱鞘炎が脾臓区で改善

　左手の手首と小指を曲げると痛み、腱鞘炎と診断された70歳代の男性です。旅行した後に、腱鞘炎が起こったとのことでした。左手の小指側が痛むというのは、免疫系に負担が起きているときに現れる症状です（理由は『漢方理論適応足の裏反射区』を参照）。おそらく旅行で、精を消耗したものと考えられます。

　この場合は、左足にある脾臓区を刺激すると、その場で痛みが改善してしまいます。しかし、翌日から戻ってしまうのです。それはある意味では当然です。内臓の疲れや負担は、治療時は一時的に血行が改善してよくなるかもしれませんが、根本的に治癒していないため、戻ってしまうのです。栄養素などを補給しなければなりません。しかし、何回かやっているうちに次第に戻らなくなっていき、改善していきます。むしろ患部直接か、患部の関連区に直接治療を施して、１〜２回で消失するほうが恐いのです。実際は関連する内臓から改善していく方が、患部や患部に相当する反射区を直接刺激するよりも早いし確実です。

経絡について

　漢方医学では"五（六）臓六腑を中心にあらゆる組織器官がその生理機能を営んでいる"と考えていることは、再三、述べてきました。そして、この五（六）臓六腑と末端、末梢の組織器官とを結びつけているのが、漢方医学特有の"経絡"で、その内容を担っているのが"気""血""水"なのです。

　ところで、一般に漢方では、この五臓六腑には、実際には"心包"という臓器が入って"六臓六腑"として考えます。この六臓六腑一つ一つに属絡（属し絡い）する十二の臓腑経絡が存在します。これを「正経十二経絡」と呼んでいます。それには次のような種類があります。

正経十二経絡

五行	陰陽	臓腑	経　絡
木経	陰経	肝臓	足の厥陰肝経
	陽経	胆嚢	足の少陽胆経
火経	陰経	心臓	手の少陰心経
（君火）	陽経	小腸	手の太陽小腸経
土経	陰経	消化器系統	足の太陰脾経
	陽経	消化器系統	足の陽明胃経
金経	陰経	肺臓	手の太陰肺経
	陽経	大腸	手の陽明大腸経
水経	陰経	腎臓	足の少陰腎経
	陽経	膀胱	足の太陽膀胱経
水中の火	陰経	三焦	手の少陽三焦経
（相火）	陽経	心包	手の厥陰心包経

　以上のように、正経十二経絡には12本あります。そして、これらには"流注"と呼ばれる決まった経路（流れ）があるのです。正経十二経絡はすべて中から体表に出て、一定の所を流れています。詳しくは私の著書『経絡相関論』を参考にしてい

ただきたいのですが、次に内外を走っている経絡を示しましょう。それは、次の図のような「流れ」をしています。

十二経絡図

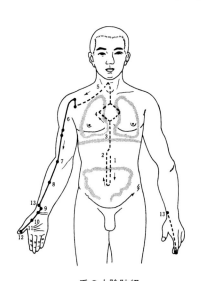

手の太陰肺経

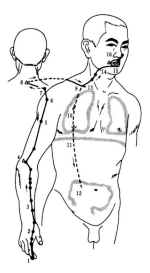

手の陽明大腸経

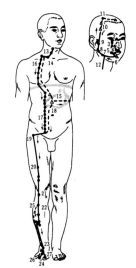

足の陽明胃経

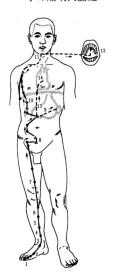

足の太陰肺経

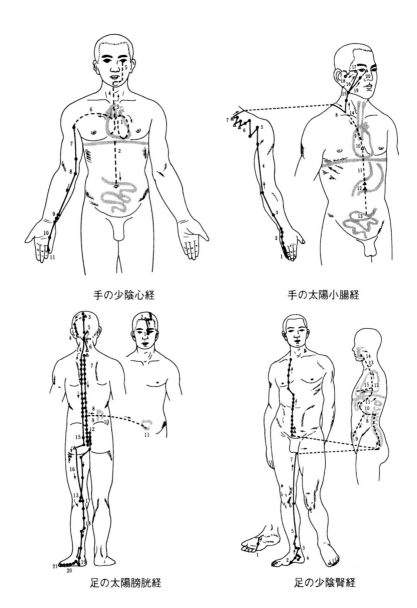

手の少陰心経

手の太陽小腸経

足の太陽膀胱経

足の少陰腎経

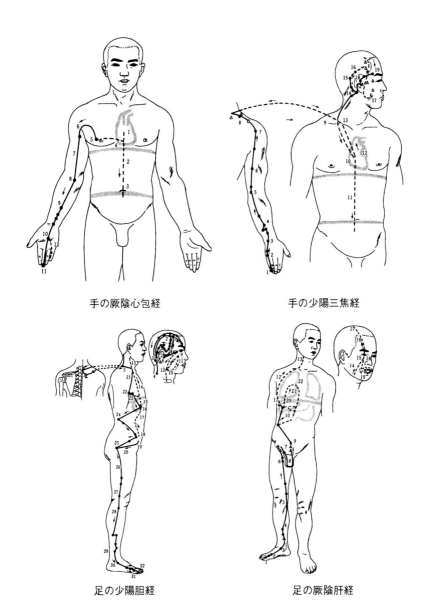

手の厥陰心包経　　　　　　手の少陽三焦経

足の少陽胆経　　　　　　　足の厥陰肝経

　さて、以上のような場所を経絡は走っていますが、ここで、あまり一般に知られていないことに触れます。

　さまざまな症状が出ている場合、まず経絡上でどの部分に当たるか、あるいは負担がかかっているかを判断します。そこから症状を起こしている本がどの五（六）臓六腑と関係あるかを見つけ、その臓腑の反射区を刺激するわけです。この際、これから述べる経絡の相関性を知っておくと、その原因臓腑をもっと的確にとらえることができます。

　たとえば、右手首の外側で小指側に痛みがあるとします。これは小腸経が走る部分にあることになります。ところで、小腸経上にあるからと言っても小腸に関する症状を訴えない場合がほとんどです。このような点が、漢方理論が机上の空論と言われてしまう所以の一つなのです。それは漢方理論が悪いのでなく、理論に基づく経絡の相関性が知られていないためです。

　この場合、足の手首区を刺激しても痛みは緩和するかもしれませんが、それは単に対症療法にしか過ぎません。また足の小腸区を刺激してもいったんは緩和しますが、この症状を起こしている本質を治していることになりません。

　内臓に負担やそのために生じる炎症（熱）がある場合、からだは直接その臓腑の経絡上に症状を出すよりも、その臓腑とは別の経絡上に症状を現してくるからです。この"経絡相互の関係"ですが、これは一般に知られていません。ですからいろいろな症状を五（六）臓六腑に帰着させることが難しくなり、どうしても局所治療で対症療法になりがちになってしまうのです。これでは本当の体質治療は期待できないことになります。経絡相関論については、『漢方理論適応足の裏反射区』あるいは『経絡相関論』に詳細に載せていますのでそちらを参考にしてください。ここでは誰でもできる簡単な方法を載せています。

第二章　足の裏の反射区

●足の裏には全身に関連するツボがある

　健康の維持、あるいは健康になるための条件として、私は運動、食事、呼吸、睡眠、そして生きがいの五つをあげています。これらは私たちが生活していく上で、基本的な事柄です。これだけでも、健康の維持や病気からの回復、体質改善に十分応えられるはずです。

　しかし、その人の体質や生活・環境条件などによっては、効果の現れ方もさまざまです。そこで、これらが十分に効果を発揮できるようにする手助けとして、誰でもできる足の裏の反射区を利用する方法をお勧めしています。

　漢方の"小は大を反映する"という考え方から、手のひらや耳のツボ、そして足の裏には"反射区（関連区）"と称している全身の臓腑、組織器官と関連するツボがたくさんあります。足の裏に反射区があるということは、歩くことがどれほど大切であるかを私たちに教えてくれているようなものです。私は日ごろの臨床に、足の裏の反射区に漢方医学の理論を適応させて治療を行っていますが、大変効果があります。

●足の裏のツボに漢方理論を適応

　足の裏には、四肢や目、鼻などからだのいろいろな部分の反射区があります。たしかに足の裏を揉むと気持ちよいのですが、全部の反射区を治療の対象にするわけにはいきません。前述したように、ツボ（反射区）の使い過ぎは自然治癒力を分散させてしまいますし、体力もそれだけ消耗してしまいます。

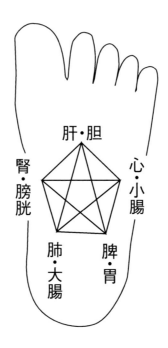

図12　全身を五（六）臓六腑に帰着させて考えよう

　ところが、たくさんあるツボも漢方の理論を適応することで、整理できます。漢方医学では、五（六）臓六腑を中心として、あらゆる組織器官がその生理機能を営んでいるという考え方をしています。そこで、からだに現れるいろいろな症状を五（六）臓六腑に帰着させ、足の裏の五（六）臓六腑の反射区になんらかの刺激を加えると、さまざまな症状が改善できるのです。

　たとえば、腕が痛いという時、その痛みが人差指側にある場合には、経絡相関の考え方によると腎臓と関係し、中指に沿う線上の場合は胃と関連します。それぞれの反射（関連）区を刺激することで、症状は改善するのです。

　私は足の裏反射療法の講義を月１回開いていますが、講習生

の中に親指の痛みを数カ月間、訴えている女性がいました。親指は肺と関係しているため、足の裏の肺の関連区を2～3分ほど刺激するように言いました。数分後には、症状が消え、驚嘆の声をあげていました。

〇アトピー性皮膚炎が肝臓区の刺激で軽快

アトピー性皮膚炎の28、9歳の女性。背中の肝兪、胆兪に、大豆3粒ほどの圧を加えても、からだをよじって痛がっていました。とてもその部分に触れることができず、足の肝臓区、胆嚢区を2分ほど刺激後、1センチぐらい指が入るほどに圧しても痛みを訴えなくなり、その1週間はアトピー皮膚炎の状態も軽快しました。アトピー性皮膚炎は肝臓と深い関係があるのです。

〇左中指のこわばり痛みが胃区の刺激で緩和

新薬を長年服用している70歳代の女性です。左中指がこわばって痛み、家事に不便を訴えていました。新薬で、胃が悲鳴をあげている状態です。そこで1分ほど胃区を刺激。試してみると軽々動き、痛みも緩和。しかし、1週間後の来院時にはまた症状はもどっていました。新薬を服用し続けている以上はしかたありません。その方は胃の症状は訴えていません。それは胃が悪くならないように、指が代償として症状を出しているからです。

〇踵の痛みが子宮区で緩和

47歳の女性。足の踵が痛く、歩くのにも不自由を訴えていました。病院では湿布治療だけで、数カ月通ったが、痛みが次第に増すばかりといいます。更年期も関わってか、婦人科と関係していました。頭のツボを圧すると踵の痛みが軽減。婦人科領域の鬱血とみて、子宮区に1分ほど刺激。症状が軽快し、「あらっ？なんで～！」という声が返ってきました。

○薬物による副作用を反射区で処理

35歳のキャリアウーマン。眉間の痛みと重圧感が強く、ゆがんだ顔で来院してきました。同時に吐き気とめまい、口の渇き、いらつきを訴えていました。聞いてみると花粉症で、鼻水を止める新薬を服用していたとのこと。この新薬は実によく効き、ピッタリと鼻水が止まったと言います。首の運動検査（後述）の状態から、肺に関係すると判断。反射区の肺区を2分ほど刺激すると、痛みが緩和しました。同時に首の状態も改善したのですが、今度は肝臓に負担のかかった姿が首に現れました。そこで肝臓区を刺激することやはり2分。吐き気やめまいは改善。ところがその晩、猛烈に眉間が痛み出し、同時に鼻水がどろどろ出たそうです。その結果、明け方にはすっかり残っていた眉間の重さや痛みが改善してしまいました。結局、これは新薬で出るべきものを抑えてしまったために、副鼻腔に鼻水がたまり、圧迫していたものと考えられます。それがどろどろと排出したわけです。また吐き気やめまい、口の渇き、いらつきは肝臓（肝熱）の症状で、保険殺人で有名になったアセトアミノフェンで起きた機序と同じです。事件の場合はアルコールとカゼ薬でした。この両者を一緒に飲みますと、肝臓はまずアルコールから解毒するため、カゼ薬がその間に解毒を免れ、多量に服用したのと同様の症状を現わしたのです。この女性の場合はキャリアウーマンで、大変に精神的ストレスを持っている人でした。そのため肝臓に負担がかかり、肝臓が疲れているところへ新薬を服用したため、新薬が十分に解毒されず、多量に服用した時のように非常によく効いたわけです。しかし、肝臓は疲れているにも関わらず、少しでも解毒しようとするため、ストレスに加えていっそう肝臓に負担がかかり、いわゆる肝熱の症状が現れたわけです。

〇長年のガングリオンがみるみる縮小

50代後半のご婦人、長年手首の外側中央に脂肪の塊のガングリオン（ganglion〈腱鞘瘤〉）がありました。そこで、足の裏の腹腔神経叢区を5分ほど刺激したところ柔らかくなり、だんだん縮小していきました。なぜ腹腔神経叢に刺激を入れたかは長くなるので説明できませんが、詳しくは『漢方理論適応足裏反射区』を参考にしてください。

以上にとりあげた治験例は、漢方理論を適応しての足の裏の反射区がいかに有効であるかを説明したものです。しかし、この理論を理解するためには、漢方医学における症状と五（六）臓六腑の関係や経絡、そして経絡の相関性の知識が必要です。詳細は『漢方理論適応足の裏反射区』を参照してください。そこで次に、素人の方でも家庭でできる簡単な判断法と、それに基づく反射区の使い方をご説明しましょう。

●首に現れる内臓の反射を利用

さまざまな症状を五（六）臓六腑に帰着させることは、漢方理論を勉強しないとわかりません。肝経とか胃経とか経絡がわかる人は理解できるでしょうが、経絡の分からない人はどの臓腑の反射区を用いてよいかわからないと思います。そこで、ここでは五（六）臓六腑に関連した判断法を述べ、それにしたがって反射区を用いる方法を述べましょう。

内臓の状態は、背骨に即反映されます。背骨全体に投影され、首の骨のところにも現れます。専門家なら触ればわかりますが、素人の人にはわかりません。しかし、この骨の歪みは筋肉系とも連動していますから、運動制限として現れます。つまり、五（六）臓六腑の姿は首の筋肉にも現れ、その首の筋肉の緊張の

仕方で首の運動が制限されるため、それを見ることで、どの臓腑が関連しているかがわかります。首の運動制限を調べることで、どの反射区を刺激したらよいかが判断できるのです。

　では次に、首の運動検査法に関わる五（六）臓六腑と運動制限について記してみましょう。

1. 肝臓系・ストレス系

　口を大きく開いた時に、あごの関節が左右どちらかに違和感を感じる。首を横に倒したときにどちらかに倒れにくかったり、つれたりする。これは肝臓に負担がかかっています。治療区として右足の肝臓区、左足の脾臓区にたたいたり、あるいはもんだりと２～３分ほど刺激を与えてみてください。そして再び調べると、前より楽になっているはずです。これをくり返しているうちに、肝臓と関連する症状が改善していきます。

　よく口を大きく開けた時に、左右どちらかのあごの関節が開きにくい、ガクガクいうと訴える人がいます。それは肝臓の負担から来ている場合が多いのです。早いうちなら、変形してませんから、肝臓のツボを操作することで簡単に改善してしまいます。そのまま歯の治療を受けると、歪んだままの噛み合わせになり、変形が慢性化して、もとに戻らなくなってしまいます。

2. 循環器・婦人科系

　両肩を上に持ち上げた時、どちらかが上げにくい、あるいはこわ張っていたり、つったりする。手の小指の先と、親指の先をくっつけて輪を作る時、左右どちらかがやりにくい（他の指が左右いずれかで大きく動いてしまう方がやりにくいことにもなります）。これは循環器系、あるいは婦人科系に問題があると考えられます。鬱血があったり、疲れていたり、冷え性の人や、血行不良のある人は心臓区、心臓関連区を、婦人科系に問題のある人は子宮区、卵巣区を、２～３分ほど刺激してみてく

ださい。冷え性の人は刺激している内に、冷えが解消され、からだが温まってくるはずです。

3．消化器系

首を左右に回した時に、いずれかに違和感がある人、また両腕を肘を伸ばして上に持ち上げ耳につくようにします。この時、左右いずれかの肘が伸びにくい人、あるいは耳につきにくい人は、左右の胃区を2～3分ほど刺激してみてください。胃に症状のある人、膝の前外側の痛む人、手のひらに湿疹や違和感、痛みのある人は試してみてください。

4．呼吸器系

首と頭の付け根（首の上の方）を中心として、頭を後ろにグーッとゆっくり倒していった時、左右どちらかに傾いたり、つったり、こわばりをどこかに感じる人。両肩を後ろに引いた時、左右いずれかがやりにくかったり、こわばりなど違和感をもつ人は左右の肺区、腹腔神経叢・横隔膜区を2～3分ほど刺激してみてください。カゼを引きそうな時、カゼを引いている時、カゼを引いた後、後遺症を残さないためにも、大変有効です。花粉症にも有効です。

5．泌尿器系

首と頭の付け根（首の上の方）を中心として、頭を前にグーッとゆっくり倒していった時、左右どちらかに傾いたり、つったり、こわばりをどこかに感じる人。両手を真横に開き、両手首を内側に倒していった時、左右いずれかがやりにくい人は、腎臓区～尿管区～膀胱区を2～3分ほど刺激してみてください。

首の運動検査

肝臓系・ストレス系

口を大きく開けたときに左右どちらか
の顎の関節が開きにくい

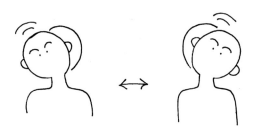

首を横に倒したときにどちらかに違和感がある

図13

口を大きく開く。
首を横に倒す。
治療区：右足の肝臓区、左足の脾臓区。

循環器・婦人科（生殖器）系

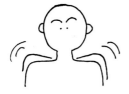

両肩を挙げたとき左右いずれか挙がりにくい

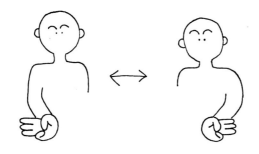

親指と小指を結ぶとき左右いずれかがやりにくい

図14

両肩を上に持ち上げる。

手の小指の先と親指の先をくっつけて輪を作る。

治療区：心臓区、心臓関連区、あるいは子宮区、卵巣区。

消化器系

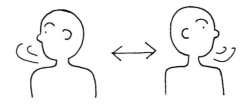

首を左右に回したとき左右いずれかがやりにくい

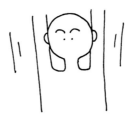

両腕を身につく様に挙げたときどちらかの肘が伸びにくい

図15

首を左右に回す。
両腕を肘を伸ばして上に持ち上げ耳につくようにする。
治療区：胃区

呼吸器系

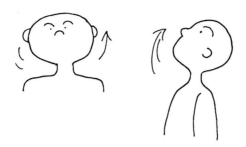

首を前に倒したとき左右いずれかに傾くか、違和感がある

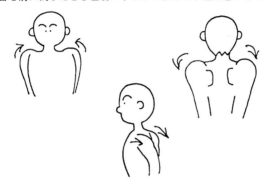

両肩を後に引き寄せたとき左右どちらかがやりにくい

図16

首と頭の境を中心に頭を後ろにグーッとゆっくり倒す。
両肩を後ろに引く。
治療区：肺区、腹腔神経叢・横隔膜区

泌尿器系

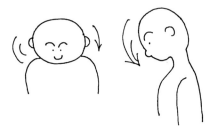

首を前に倒したとき左右いずれかに傾くか、違和感がある

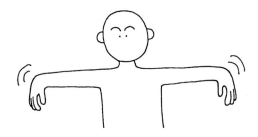

両手首を曲げたとき左右いずれかがやりにくい

図17

首と頭の境を中心に頭を前にグーッとゆっくり倒す。
両手を真横に開き、両手首を内側に倒す。
治療区：腎臓区〜尿管区〜膀胱区

　以上を実行した後、もう一度首や手の運動を行ってみてくだ
さい。刺激前よりも軽く動きやすくなっているはずです。こわ
ばりやひきつれも改善しているはずです。もし軽快していない
場合には、再度刺激してください。それでも軽減を見ないとき
は、他の首の運動検査をして、その治療区を試みる必要がある
かもしれません。

　あるいは慢性化して変形を生じ、根が深い場合にはすぐには
改善しません。私の主張する健康になるための条件「運動」
「睡眠」「呼吸」「食事」「生きがい」を実行しながら、毎日でき
る時に何回か実行してみてください。

　これを実行したうえで、健康補助食品や漢方薬を利用すると、
一層効果があがります。たとえば、変形性関節症を持つ方は、
反射区を刺激しながら、グルコサミンとコンドロイチン硫酸の
ようなムコ多糖類を摂取するとよいでしょう。

●反射区の刺激方法はいろいろある

　これまで反射区を刺激すると述べましたが、刺激の仕方には
さまざまなものがあります。金鎚状のもので叩く、棒状の物で
もみほぐす、あるいは私がよく使うものに電子バリがあります。
また木の精が入っているという樹液を用いた貼るシートや、温
める温熱パットなどもあります。

　電子バリは案外刺激が強く、ストレートに目標に刺激が行く
ようです。それだけに効果もあるのですが、刺激が強いので、
からだの弱い人、体力のない人、慢性的に疲れている人はさら
に疲れを招き、体力を消耗させる傾向があります。刺激する回
数や、時間を短くする必要があります。

　金鎚状のもので叩くのは、電子バリほど強い刺激でなく、気
持ちのよい感じがしますし、効果も十分にあります。からだの

弱い人、体力のない人には向いていると思います。

　棒状のものでもみほぐすのは、とても痛くてかなわないのですが、反射区に堆積した汚物を除くにはよいでしょう。しかし長時間行うには、からだの弱い人や体力のあまりない人には強すぎて疲れを招きます。

　以上の方法は、特に急性症に向いています。

　さて、慢性病の人、つまり時間をかけて治さなくてはいけない人や体力のない人、慢性的に疲れている人などは、上述したような強い刺激をたくさん与えると、体力を消耗してだるくなったりします。このような人は電子バリのような強い刺激のものでしたら短時間（約10～30秒ほど）、金槌状のもので適度な気持ちよい感覚でしたら1～2分程、上述の刺激を与え、あとは樹液の入ったシートを貼ったり、温熱パットなどいろいろ行うとよいでしょう。体力を消耗しないように、徐々にからだを立て直す必要があります。

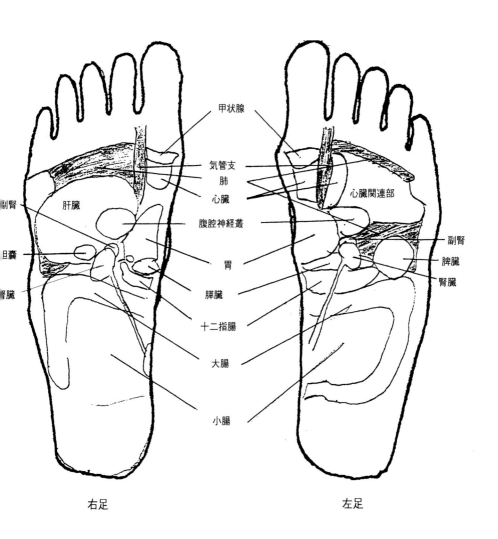

甲状腺

気管支
肺
心臓

心臓関連部

副腎

肝臓

腹腔神経叢

副腎
脾臓
腎臓

胆嚢

胃

腎臓

膵臓

十二指腸

大腸

小腸

右足

左足

足の裏の六臓六腑図

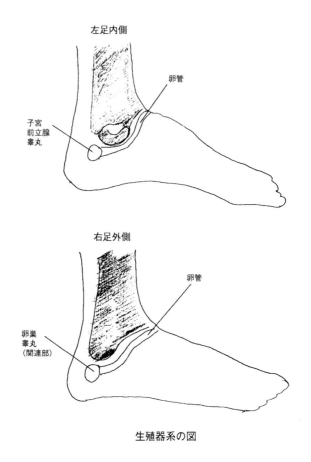

左足内側

卵管

子宮
前立腺
睾丸

右足外側

卵管

卵巣
睾丸
（関連部）

生殖器系の図

●まず五（六）臓六腑を調え改善のための条件をあたえることが大切

　以上、簡単な判断の判定基準と治療区をあげました。漢方医学では、さまざまな諸症状に対し個々を治療するのでなく、症状を現している大元、つまり証（病の本質）を求め、それを治療することで、諸症状の改善を試みます。病気・症状の本質を

五（六）臓六腑に帰着させるのです。このような治療法は、病を本から治すという意味では非常に大切なことと考えています。足の裏の治療にしても、五臓六腑の治療区を中心に行うことは、大切なことと同時に、非常に効果のあがる方法です。

前述した判定基準は五（六）臓六腑の内の特に五臓に関したものですが、どんなにさまざまな諸症状を訴える場合でも、これらの判定基準に従って、それと関連する臓腑が原因で起こっている症状と判断し、その治療区を刺激すれば、症状を起こしている大元の原因から改善できることになります。

たとえば、足首の前のほうが痛むという場合でも、上記しました判定基準の運動を軽く、ゆっくり行います。その中で顕著な動きの制限のあるものを選択し、その治療区を刺激すればよいのです。次に上げるものは、首の判断法から反射区を用いたものです。

○原因不明の大腿部麻痺が消化器系の刺激で緩和

55歳の男性。二十数年以上も前から、右大腿部前側に麻痺感があり、大腿部を持ち上げることはできるが、そのままとどまっていられず、力が抜けてフラフラと下がってしまうと訴えていました。首の運動観察をすると、消化器系に抑制があるようなので、消化器系の反射区を刺激しました。すると、麻痺感は軽減はするものの当然一度ではとれませんでしたが、足が大変に軽く上がるのでびっくりしていました。慢性化しているので、症状は数時間後にはもどります。そこで、その反射区をいつも刺激するように伝えました。

○耳の重圧感が婦人科系の刺激で軽快

47歳の女性。耳の中に重たい圧迫感があり、痒いという訴えがありました。耳鼻咽喉科の診断では、鼓膜の内側に水泡状のものがあり、それが原因しているのだろうということで、抗

生物質と電気治療で治療しているが、一向に変わらないと言います。首の運動では婦人科に問題がありました。そこで、足の婦人科の反射区を2分ほど刺激。すっかり軽くなったと喜ばれました。

○仙腸関節部の痛みが循環器系で緩和

41歳の男性。右の仙腸関節部が1カ月以上も前から痛み、下腹部や下肢大腿部へのひきつれがあり、いろいろ治療したけれど治らないといいます。発症するきっかけは、寒いところで、板の上に数日間、毎日あぐらをかいていたためではないかとのこと。首の運動では循環器系・生殖器系でした。冷えからきたものと判断し、循環器系の反射区、つまり心臓関連区を刺激しました。その結果、下腹部へのひきつれは消失、仙腸関節部の表面的な痛みは除かれました。しかし、まだ芯が残っているのと、大腿部前側のひきつれが残っていました。ちょうどその時、患者さんが「関係ないかも知れないけれど、最近とんと性欲がなくなってるんですが関係ありますかね」という。「もちろん関係あります」と答えました。首の運動で循環器系と生殖器系は同じですから、その生殖器系の症状もあるわけです。そこで生殖器系の反射区を刺激したところ、すっかり改善してしまいました。

○小指のシビレが消化器系の刺激で緩和

32歳の女性。右手の小指の外側がシビレると訴えてきました。何年か前から椎間板ヘルニアを患い、牽引や温湿布、電気治療などいろいろな治療を行ってきましたが、その後は持病とあきらめて治療していませんでした。そのため、右足の坐骨神経に沿った場所にシビレを残したままでした。しかし、この春になって右手の小指の外側がシビレ始めてきたので、これはいけないと、当院を訪れました。

首の運動から消化器系に問題があるのがわかり、消化器系から肝臓に負担を来し、小指にシビレをもたらしたと判断。消化器系の胃区を刺激すると即座に消失したので、本人はビックリしていました。

足の裏反射区療法は軽いもの、早期の症状でしたら、1〜2分ほど軽く行うだけで軽快します。慢性化していたり、根の深いものでは多少軽くなるものの、すぐにもどってしまう場合があります。根気よく毎日できる時に実行してみてください。必ず変化が現れてくるはずです。

もちろん、健康の条件として述べた生活上の養生は必要です。特に食生活に注意しましょう。たとえば、足の前部外側、あるいは手のひらがシビレる、痛むというような胃に関する症状を持つ人の中には、よくコーヒーが好きで毎日飲むという人がいます。このような人はコーヒーをやめない限り、いくら足の反射区を刺激しても、一時的には効き目があったとしても、なかなかよい結果をもたらせてくれません。

また、関節の軟骨が摩耗して痛むような場合には、すぐに痛みを除くことは難しく、やはりムコ多糖類（グルコサミンやコンドロイチン硫酸など）のような成分を多く摂取する必要があります。

テレビを見ながら、あるいは夜寝る前、いつでもできる時に行ってみてください。

足に限らずツボは全身にあります。手にもあります。私が以前、テレビの連続放映で漢方シリーズを何年間か担当していた時、その中で、手のツボについての講座を持ちましたが、実行した視聴者の方々から効果があったというお便りをずいぶんいただきました。足の裏も同様に必ずよい結果をもたらしてくれ

るものと確信しております。続けてみてください。

●1日の疲れはその日の内に除こう

　毎日の生活は、からだにさまざまなストレスや疲労を与えます。それは五（六）臓六腑にも反映し、疲労を蓄積していきます。からだに疲労を残さないためにも、その日の内に疲れを除くことは、病気の予防としても大切なことです。夜寝る前、風呂に入った後などに、からだの調整をしておきましょう。

頭部調整法

●複雑に現れる首の姿

　首の運動による判定基準について前述しましたが、判定基準はどれか一つという単純な場合はわかりやすいのですが、現実にはいろいろ重なりあっているため、わかりにくことがあります。中には、すべてがおかしいという人もいます。また、単純に一つだけという場合でも、調整しているうちに別の状態が現れてくることがあります。

　たとえば、最初、胃の悪い人が、首の運動判定で単純に消化器系の姿で出ていたとします。そのため、そこを調整したら、次に調整すべき肝臓系・ストレス系の異常が出てきたりします。これは胃が悪いという急性疾患の土台に肝臓の負担という慢性の異常があって、それが表面に出てきたということなのです。つまり、時々、現れる胃の症状は、その前からある肝臓の負担が土台となって起こっていたということで、胃の状態が緩和、あるいは改善されると、その下に潜んでいた肝臓の状態が表面に浮き出てきたということです。

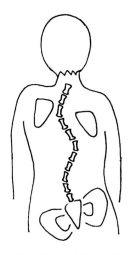

図18　内臓の疲れや負担は背骨に現れてくる

　中には肝臓に普段から負担がかかっていて、そこへカゼをひ
いてその後遺症が残っている、さらにカゼ薬を飲んで胃も荒れ
ているなどという人は、首の運動判定でどれをやっても首が動
かしにくいとか、痛みがあるなどと訴えます。
　このように体質や病状は首の姿に、新旧混合して複雑に現れ
てきます。調整する場合どのように対処していったらよいでし
ょうか。

●調整するに従い古い体質が現れてくる

　一般には改善したい症状がある場合、首の運動検査を行い、
それに相当する足の反射区を刺激します。そして、再び首の運
動検査をしますと、その部分はスムーズに動くようになります。
しかしまた、別の首の運動検査で、やりにくいところが出てく
ることがあります。前述のようにこのような場合は、さらに深

いところの状態が新たに出てきたと考えられます。そこで、それに相当する反射区を用いて改善していきます。

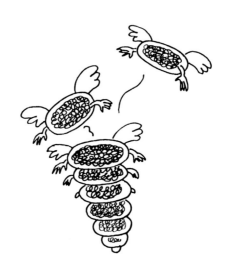

図19　新しい体質が改善するとさらに奥の古い体質が現れてくる

　つまり、新しい症状（病状）は、古い症状（病状）を土台として起こっているのです。そして、新しい症状（病状）は浅いので、簡単に改善される場合があります。新しい症状を除いていくと、根治すべき元の方の症状が出てきます。

　また、すでに述べたように、首には新旧の体質や、病状が複雑に重なりあって現れてくることもあります。それを首の運動検査で調べて判断し、順次調整していけばよいのですが、現れてくる姿を次々と調整するよりも、さらに簡単な方法があるので紹介しましょう。それが頭部調整法で、この方法を用いると、新しい浅いものは改善され、深いところの症状が表面化してきます。それを反射区を用いて、改善していけばよいのです。

●どれを調整すべきかを判断する

　いずれにしても、どれが調整すべきメインであるか整理する必要があります。分類した肝臓系・ストレス系、循環器・婦人科系、消化器系、呼吸器系、泌尿器系のこれらに全部異常が見られる人でも、その症状が起こった新旧の歴史があります。それらが積み重なって、さまざまな症状の訴えがあるわけです。頭部調整法はそれらを整理してくれます。

　たとえば、首の運動検査で首を横に回して違和感がある場合には、消化器系に問題があります。そこで足の胃区を刺激して、再び首を横に回しますとスムーズに左右平均に動くようになるはずです。

　しかし、この消化器系統の症状が肝臓の負担などから来ていた場合には、次に首の運動を行うと、横に倒す動作にやりにくさが顕著に出てくるはずです。そこで、足の肝臓区を刺激するということになりますが、このような場合に次に記します頭部調整法を用いてみてください。この場合の消化器系の症状は起こってまだ新しいので、頭部調整法で簡単に調整されます。すると今度は、首の運動検査で直接肝臓系の姿が現れますので、それを足の裏の反射区で調整すればよいわけです。

　また時には、首の運動検査で消化器系、肝臓系が同時に感じられることもあります。いずれもこのような場合、頭部調整法で表面の状態を除くと、深いところの治すべき体質（病状）の首の運動状態が現れてきます。それを足の裏の反射区で除いてやれば、簡単に大元の器官の異常が調整できるわけです。

頭部調整法

　頭部調整法には"小泉門調整法"と"頭部膀胱系調整法"が
あります。小泉門調整法は骨格系を整え、頭部膀胱系調整法は
筋肉系をほぐす作用があります。

　これを行う前に自分で首の運動、あるいはからだ全体をねじ
ったり、横に倒したりしてからだの固さを調べておいてくださ
い。この調整法を行った後、もう一度その運動をして試します。
きっと変わっているはずです。

小泉門調整法

　頭の後頭部の小泉門を親指以外の４指で、左右中心より５セ
ンチほど外側から中心に向かって締めます。締め切ったら、そ
のままで上下に頭皮を動かします。締める指を緩めては行けま
せん。それを５〜６回行ったら、指の腹でこすり引っかくよう
に、さっと左右両側に同時に開きながら指を引き離します。瞬
間スッとするはずです。次に、２〜３呼吸おいてもう一度くり
返します。これを３〜４回行ってみてください。

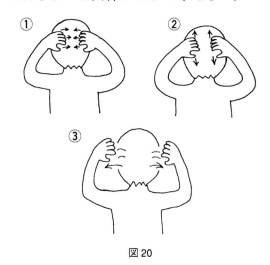

図20

　これを実行した後、からだをもう一度ねじったり、横に倒したり、あるいは首の運動をしてみてください。違っているはずです。

　浅い新しい凝りやこわ張りは、ある程度除かれているはずです。古い慢性化したものは残ります。それが調整すべき姿で、それを足の裏の反射区で調整するわけです。

頭部膀胱系調整法

　まず、左右の目のひとみの真上の額の頭髪の生えぎわから、後頭部の頭髪の生えぎわにかけて軽く、指の腹で叩きます。これを 1 回に 20 秒ほどかけて左右同時に行います。ひと呼吸おいて 3 〜 4 回ほど行ってみてください。その後もう一度運動して調べてください。前とは違っているはずです。

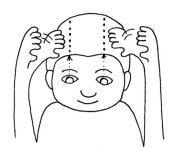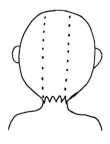

図 21

　以上の頭部調整法を行うことで、表面上の新しい症状や状態は改善しますが、古い頑固なものは残ります。それがあなたの根治すべき症状であり、状態なのです。

●日常生活に必須の頭部調整法

　頭部調整法は非常に重要で、西洋医薬や漢方薬を服用する時、また健康食品を利用する時にも、これを行ってから服用したり、利用するのと、そうでないのとでは効果が違ってきます。からだがほぐれ、血行が改善されるので、薬や健康食品の吸収が促進され全身によくめぐるからです。したがって、種類を問わず、どのような治療を行う際にも非常に有効です。からだ全体を整えてから治療に移すのとそうでないのとでは、からだに対する負担や治療の効果が違ってきます。

●運動する前にも頭部調整法を実行しておこう

　頭部調整法は運動をする際にも大切です。からだが疲れている時には、骨格系や筋肉系が凝ったりして歪んでいます。そのような状態で運動、たとえば歩くだけというような単純な運動でも、体が歪んだままですと、自然とかたよった運動になってしまいます。すると、かたよって筋肉がつくことになり、知らない間に筋肉にかたよりを生じ、からだ全体がゆがみ、骨盤や脊椎も歪んできます。運動によって、かえって慢性的疲労体質になりかねず、本来の意味の健康とはほど遠いものとなってしまいます。そのため、運動する前には、この調整法を行うことをお勧めします。

●寝起きの時にも頭部調整法を

　朝起きた時にからだがこわ張って、首筋やからだが動かない、肩が固いという方は多いと思います。これは夜寝ている時にじっとしているため、筋肉に乳酸などの疲労物質が蓄積してしまうからなのです。このような際にも、頭部調整法を布団の上で、あるいは布団の中でもよいですから、行ってみてください。す

ぐにからだが和らぎ、動きがスムースになるはずです。それで
も固いところがある場合は、内臓が疲れている証拠ですから、
首の運動検査をして、足の裏の反射区を根気よく刺激してみて
ください。

　就寝時にも、この頭部調整法を行っておくと、疲労の取れ方
が違います。全身の血液循環が良好になるので、疲労物質が除
かれ、昼間、消耗した生理活性物質も生成、補充しやすくなり、
健康面にとって大きく貢献してくれるはずです。

　○慢性の頭痛がその場で解消
　40代後半の女性。慢性の頭痛持ちでした。ある時、私の勉
強会に出席中、頭痛がして気分が悪いと言い出しました。首の
運動をさせてみると、複雑な様相を示していました。そこで頭
部調整方を試みたところ、他の運動はスムーズになったのです
が、泌尿器系の首の運動で首、肩に違和感を訴えていました。
泌尿器系に問題があると言うと、若い時に片方の腎臓を摘出し
ていたということでした。そこで腎臓区を刺激したところ、首
や肩が非常に楽になり、目の前が明るくなったと言います。頭
痛もずいぶん緩和し、10分後に再度具合を訪ねたところ、ス
ッカリよくなったと喜んでいました。もちろん1回の治療では
完治せず、また戻りますが、腎臓区をいつも刺激することで、
だんだん改善していくことを話しておきました。

　治療の際、中には首の状態が複雑になっていて、どの系統で
治療したらよいか迷うことがあります。そのような時に頭部調
整法を実施すると、首の状態がきれいに整頓されます。その中
で顕著な凝りの部分が現れることがあるので、それがどの系統
の姿かを調べて、治療しています。非常に能率的で、患者さん

に余分な負担をかけずにすんでいます。

　繰り返しになりますが、足の裏の実践をする際、どの系統の治療区を用いたらよいかの選択は、"小泉門調整法"と"頭部膀胱系調整法"を先ず行ってみてください。その後に首の運動検査をすると、治療すべき点が出てくるはずです。首の運動でもっとも制限ある症候のところ（泌尿器系とか消化器系など）が治療すべきところですから、その部位の足の反射区を刺激してみてください。

　以上のようにして、からだを調整しながら、日常生活の基本的な運動、食事、呼吸、睡眠、生きがいという健康の条件を実践すれば、間違いなく健康な生活をおくれるでしょう。

　近いうちに手による調整法を出版する予定です。

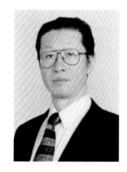

著者　織田 啓成（おだ　ひろなり）

　東京生まれ。東京薬科大学卒業。その後、東洋針灸専門学校を卒業。根本光人氏の門下生として漢方薬の手ほどきと漢方界への指導を受ける。また漢方の臨床実践を温樗楓氏に学び、左近さくら女医より医学の有り方を教えられる。さらに、宗教哲学者である大辻桃源氏による人間の在り方を学び、現在"人間を考える会"を主催している。

　中国医薬学院の教授、また姿勢保健均整学校での教授を歴任。現在現住所で針灸院ならびに漢方薬局を開き診療に当るかたわら、HISA（健康産業サポート協会）理事長、丹平漢方学術部専任講師、古典を研究する会講師、高次元医薬研究会主事、統合医療免疫研究会専務理事・学術部長を務める。

　著作は『健康のメカニズム』『漢方医学概論』『経絡相関論』『漢方理論適用 足の裏反射療法』『ビデオでわかる漢方医学』『ビデオでわかる経絡・経穴』（たにぐち書店）など。

漢方理論を応用した　足の裏ツボ療法

2001 年 3 月 1 日　第 1 刷発行
2022 年 9 月 5 日　第 4 刷発行

著　者　織田啓成
発行者　安井喜久江
発行所　㈱たにぐち書店

　　　　〒 171-0014　東京都豊島区池袋 2-68-10
　　　　TEL. 03-3980-5536　FAX.03-3590-3630
　　　　たにぐち書店.com

落丁・乱丁本はお取替えいたします。

織田啓成のＤＶＤ

織田啓成のビデオでわかる
経絡・経穴 正経十二経絡
（けいらく）（けいけつ）

講師：織田啓成／ 152 分／本体 10,000 円＋税

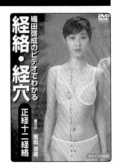

鍼灸・あん摩・マッサージ等で診断・治療の前提となる経絡・経穴（ツボ）を、人間の体を通っている気の流れ（経絡）という見方から、より体系的に学ぼうする方のために、経絡の基礎知識から各経穴の位置のとりかた、関連する臓器などが網羅されている。

●主な内容：正経十二経とは／手太陰肺経／手陽明大腸経／足陽明胃経／足太陰脾経／手少陰心経／手太陽小腸経／足太陽膀胱経／足少陰腎経／手厥陰心包経／手少陽三焦経／足少陽胆経／足厥陰胆経

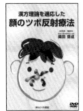

漢方理論を適応した
顔のツボ反射療法
（かお）（はんしゃりょうほう）

実演・解説：織田啓成／ 85 分／本体 3,000 円＋税

「足の裏反射療法」「手の反射療法」に続く第三弾は、顔面にも全身とつながる反射区があり、それを用いて内臓（六臓六腑）に働きかけようと意図したツボ療法である。同題の治療書も。

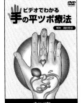

ビデオでわかる
手の平ツボ療法
（て）（ひら）（りょうほう）

解説：織田啓成／ 95 分／本体 2,000 円＋税

漢方・経絡理論を適応した『手の反射療法』の DVD 版。
[収録内容] 概論篇／実践篇／各論篇（肺の反射区・手の甲の反射区他）／総論篇

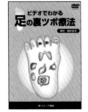

ビデオでわかる
足の裏ツボ療法
（あし）（うら）（りょうほう）

解説：織田啓成／ 75 分／本体 2,000 円＋税

漢方・経絡理論と手技療法をオーバーラップさせた『漢方理論を適用した足の裏ツボ療法』の DVD 版。
[収録内容] 実践篇／各論篇（肺の反射区・心臓関連の反射区 他）／総論篇